Die 5:2 Teilzeit-Diät

Garantiert schnell und bequem Gewicht abnehmen – 5 Tage normal essen, 2 Tage reduzieren

1. Auflage 2015

Inhaltsverzeichnis

Einleitung: Was ist die 5:2 Diät und welche Vorzüge hat sie?

Die 5:2 Diät ist eine neue, einzigartige und sehr effektive Diät, die auf den Prinzipien des Intermittierenden Fastens beruht. Die Idee hinter dieser in den letzten Jahren in Amerika äußerst erfolgreichen Diätsensation ist, dass man dabei in einem bestimmten Rhythmus zwischen Phasen der normalen Ernährung und des Fastens hin- und herwechselt. Daher stammt übrigens auch der Begriff „Intermittierendes Fasten“, denn das Wort „intermittere“ bedeutet im Lateinischen „unterbrechen“ oder „aussetzen“. Der große Erfolg der 5:2 Diät in Amerika erklärt sich zum einen daraus, dass diese Ernährungsweise ein gangbarer Weg ist, sein individuelles Normal- bzw. Idealgewicht und somit seine Traumfigur zu erzielen. Und zum anderen zeigen die ersten Forschungen zu dieser neuen Diät, dass diese hervorragende Auswirkungen auf den Körper zu haben scheint. In diesem Zusammenhang sind zu erwähnen: ein positiver Einfluss auf den Stoffwechsel, den Zuckerhaushalt sowie die Fettverbrennung des Körpers. Daraus ergeben sich für den Anwender dieser Diät eine gesteigerte körperliche und geistige Leistungsfähigkeit, die Möglichkeit lebensbedrohlichen Krankheiten vorbeugen sowie seine Lebensdauer verlängern zu können.

Dabei sind die Prinzipien der 5:2 Diät sehr einfach zu verstehen und durchzuführen. Denn diejenigen, die sich nach dieser Diät richten, ernähren sich an fünf Tagen der Woche ganz normal und reduzieren an zwei anderen, nicht aufeinanderfolgenden Tagen ihre Kalorienzufuhr auf 500 (bei Frauen) bzw. 600 Kalorien (bei Männern). So können die Probanden an fünf Tagen der Woche ganz ohne Schuldgefühle wie gewohnt essen und sind dabei in der Lage ohne großen Aufwand Diät zu halten. Dies macht den Reiz der 5:2 Diät aus, denn wenn man nach ihr lebt muss man nicht – wie bei den meisten anderen Diäten – längere Zeit auf alles verzichten, was man immer gerne gegessen hat und sich ständig unter Kontrolle haben, sondern ernährt sich wie gewohnt und muss eben nur an zwei Tagen in der Woche Diät halten. Das führt dazu, dass man diese Diät - im Gegensatz zu den meisten anderen - ganz entspannt angehen und sie deshalb wahrscheinlich viel besser durchhalten kann. Dazu kommt noch, dass man die 5:2 Diät sobald man das gewünschte Gewicht erreicht hat natürlich wieder aufgeben, aber spätestens wenn man merkt, dass man wieder zuzunehmen beginnt problemlos wieder aufnehmen kann. Und einige Leute, die die 5:2 Diät schon einmal angewendet haben, um Gewicht zu verlieren behalten sie – wenn auch vielleicht in abgeschwächter Form – bei, um einem erneuten Zunehmen und damit dem gefürchteten Jo-Jo-Effekt vorzubeugen.

Die Vorzüge der 5:2 Diät sind also:

- Durch die intervallartige Abwechslung zwischen normaler Ernährung und fasten ist sie sehr gut durchzuhalten und funktioniert deshalb besser als andere Diäten, die man oft schnell leid bekommt

- Sie ist sehr einfach durchzuführen; denn man kocht und isst ja an 5 Tagen der Woche wie gewohnt - und da man sich an den beiden „Fasten"- Tagen in der Woche nach sehr einfachen Vorgaben ernährt, hat man an diesen Tagen sogar um einiges weniger an Arbeit mit der Essensvorbereitung als an den „normalen" Tagen. So eignet sich die 5:2 Diät auch bestens für Berufstätige.

- Sie ist nicht nur günstiger als viele andere Diäten, sondern sogar günstiger als Ihre gewohnte Ernährungsweise (denn an zwei Tagen der Woche nehmen Sie ja nur ein Viertel Ihrer gewohnten Menge zu sich).

Durch die 5:2 Diät verliert man nicht nur an Gewicht, sondern sie hat darüber hinaus auch viele gesundheitliche Vorteile. So hat das Fasten unter anderem positive Auswirkungen auf den Zuckerhaushalt des Körpers und die Produktion von Wachstumshormonen, ist dazu geeignet erhöhten Blutdruck zu senken sowie die schädlichen Einflüsse der freien Radikalen auf die Zellen und die DNA zu mildern. Da die positiven Auswirkungen der 5:2 Diät auf den Organismus sehr umfangreich sind habe ich ihnen ein ganzes Kapitel dieses Buches gewidmet.

Erfahren Sie mehr dazu in

- Kapitel 1: Geschichte und wissenschaftliche Hintergründe des Intermittierenden Fastens und
- Kapitel 2: Alle Auswirkungen der 5:2 Diät auf den Körper im Überblick

Kapitel 1: Geschichte und wissenschaftliche Hintergründe des Intermittierenden Fastens

Das Thema „fasten“ beschäftigt uns Menschen schon seit alters her. So sagte schon der als „Vater der Heilkunde“ bekannte griechische Arzt Hippokrates von Kos, der von 460 bis etwa 377 vor Christus lebte: „Wer stark, gesund und jung bleiben will, sei mäßig, übe den Körper, atme reine Luft und heile sein Weh eher durch Fasten als durch Medikamente.“ Jedoch gewinnt diese Ernährungsweise erst in den letzten Jahren immer mehr an Popularität. Und sie tut dies angesichts ihrer vielen Vorteile, wie z. Bsp. einer einfachen Gelegenheit sein Gewicht zu reduzieren oder ihren positiven Auswirkungen auf Körper und Geist, nicht zu Unrecht. Wie kommt es nun zu den genannten positiven Auswirkungen des Fastens auf Körper und Geist? Zum einen benötigt der Körper nach jeder Nahrungsaufnahme einige Stunden um diese Nahrung zu verdauen. Da ihm damit jede Menge schnell abrufbare Energie zur Verfügung steht, greift ruft der Körper bei Bedarf lieber diese ab als auf die in Fettreserven gespeicherte und damit schwerer verfügbare Energie zurückzugreifen. Dies trifft vor allem dann zu, wenn die zuletzt verzehrte Mahlzeit viele Kohlehydrate (einschließlich von Kohlehydraten in Form von Zucker) enthalten hat, denn diese Energie ist für den Körper am einfachsten abzurufen. Wenn man nun im Gegensatz dazu fastet, hat der Körper keine schnell verfügbaren Energiereserven aus der letzten Mahlzeit mehr, auf die er zugreifen könnte und muss deshalb an seine gespeicherten Reserven gehen. Nun gibt es zwei Arten solcher gespeicherter Reserven: einmal das sogenannte Glykogen (auch Leberstärke genannt), das - wie sein deutscher Name verrät - in der Leber, aber zum Teil auch in den Muskeln gespeichert ist und bei Bedarf in Zucker umgewandelt in den Blutkreislauf gebracht werden kann, und zum anderen in Form von über den Körper verteilten Fettdepots, die wir ja bei einer Diät abbauen wollen. Und genau dies geschieht beim Intermittierenden Fasten: der Körper muss auf die an ihm gespeicherten Fettpölsterchen zurückgreifen. Wer diese Gewichtsreduktion weiter ankurbeln möchte, tut dies am besten durch sportliche Betätigung, was im Rahmen einer Diät von allen Experten empfohlen wird. Zwar ist es auch bei jeder anderen Diät zu empfehlen regelmäßig Sport zu treiben, jedoch wirkt eine sportliche Betätigung besonders gut, wenn sie von einer Fastentätigkeit begleitet wird – denn schließlich muss der Körper, um die nötige Energie für den Sport aufzubringen, noch mehr auf seine letzten Reserven zurückgreifen, wozu auch die meist ungeliebten „Speckröllchen" z. Bsp. an Bauch und Po gehören. Der ganze Vorgang funktioniert so: immer wenn wir Nahrung zu uns nehmen fängt der Körper an, das Hormon Insulin zu produzieren. Je sensibler nun die „Antennen" des Körpers auf Insulin reagieren, desto effektiver kann er die zugeführte Nahrung verwerten, was wiederum zum Abbau von Gewicht bei einem gleichzeitigen Aufbau von Muskeln führt. So weit hat dies wohl jeder, der sich ein wenig mit dem Thema „abnehmen" befasst hat, schon einmal gehört. Nicht so bekannt ist jedoch, dass der Körper wenn man fastet besonders sensibel für Insulin ist. Dies führt dazu, dass das im Körper gespeicherte Glykogen in einer Fastenphase besonders gut abgebaut wird – und sogar noch besser wenn man dazu noch Sport treibt. Dadurch reagiert der Körper noch sensibler auf Insulin, was wiederum dazu führt, dass der Körper bei jeder im Anschluss an eine Fastenphase zu sich genommenen Mahlzeit sofort wieder auf die darin enthaltene Glukose zugreift und noch mehr Gewicht ab- und noch mehr Muskeln aufbaut... so entsteht durch ein Intermittierendes Fasten, wie es bei einer 5:2 Diät angewendet wird, ein sozusagen selbstlaufender, positiver Kreislauf aus Gewichtsverlust und Muskelaufbau.

Kapitel 2: Erste Forschungsergebnisse

Mit Intermittierendem Fasten kann man zum einen die schon erwähnten positiven Auswirkungen auf den Zuckerhaushalt des Körpers und die Produktion von Wachstumshormonen erzielen und erreicht so einen optimalen Kreislauf aus Gewichtsverlust und Muskelaufbau.

Einer Studie der Universität von Kalifornien zufolge ist die 5:2 Diät daneben auch dazu geeignet, den Blutdruck zu senken, die schädlichen Effekte der sogenannten freien Radikalen auf die Zellen und die DNA zu mildern, sowie den Insulinspiegel im Blut zu senken. Eine an der Universitätsklinik von Süd-Manchester, England durchgeführte Untersuchung bestätigte, dass ein durch Intermittierendes Fasten hervorgerufener Gewichtsverlust eine positivere Wirkung auf den Insulinhaushalt des Körpers hat als ein durch eine der herkömmlichen Diäten hervorgerufener.

Des Weiteren besagt eine Studie der belgischen Universität Leuven, dass sportliche Betätigung bei gleichzeitigem Fasten deutlich bessere Ergebnisse zeitige als ohne Fasten. Und von der gerontologischen Abteilung dieser Universität durchgeführte Tierversuche zeigten eine positive Wirkung des Fastens auf die geistige Verfassung der untersuchten Tiere. Schließlich fanden die Wissenschaftler heraus, dass Intermittierendes Fasten bei erwachsenen Probanden stimmungsaufhellend wirken kann, weshalb man diese Ernährungsform auch erfolgreich als Mittel gegen

Stimmungsschwankungen oder sogar Depressionen einsetzen könnte. So erklärte die Mehrzahl der Testpersonen zum Themenbereich „Intermittierendes Fasten“ sie würden besser schlafen, hätten mehr Energie und Konzentrationsvermögen und würden sich deshalb ganz allgemein um einiges wohler fühlen als vor ihrer Teilnahme an der Studie.

Betrachtet man die Ergebnisse dieser Studien, so sprechen neben dem Grund abnehmen zu wollen noch viele weitere Gründe dafür, die 5:2 Diät für sich zu entdecken, sei es nun deren gesundheitsfördernde Wirkung oder dass sie einem helfen kann seine Energiereserven anzukurbeln. Dazu kommt noch, dass diese Art Diät zu halten sehr einfach durchzuführen ist und keine unerwünschten Nebenwirkungen hat.

Kapitel 3: Für wen ist Intermittierendes Fasten geeignet?

Obwohl das Intermittierende Fasten leicht durchzuführen ist und sich sehr positiv auf den Körper auswirkt ist es nicht für jeden geeignet, der sein Gewicht reduzieren möchte. Deshalb haben ich Ihnen nachfolgend eine Übersicht über die Personengruppen zusammenstellt, die das Intermittierende Fasten nicht ausüben sollten bzw. aus gesundheitlichen Gründen davon absehen sollten.

Das Intermittierende Fasten eignet sich nicht für Menschen, die im Falle, dass sie eine bestimmte Zeit lang nichts oder nur sehr wenig zu sich nehmen so hungrig werden oder/und sich dabei so schlecht fühlen, dass sie nicht mehr „normal" funktionieren. Denn Diät sollte nicht zu einer Qual für Sie und Ihren Körper werden, Sie unleidlich werden lassen oder Ihre Leistungsfähigkeit einschränken – nicht zuletzt auch weil es unter diesen Umständen eher unwahrscheinlich ist, dass Sie die Diät erfolgreich zu Ende bringen werden.

Bitte beachten Sie, dass

- Frauen, die sich in einer Schwangerschaft oder Stillzeit befinden sowie
- Menschen, die irgendwelche Medikamente nehmen müssen, wobei besonders auf unter Medikation stehende Diabetiker hingewiesen werden soll,

immer erst ihren Arzt um Rat fragen sollten, bevor sie eine auf Intermittierendem Fasten beruhende Diät ausprobieren.

Nicht geeignet ist das Intermittierende Fasten für:

- Kinder und Teenager, denn bei diesen besteht die Gefahr, dass sie durch den zeitweisen weitgehenden Nahrungsverzicht ihren durch das Wachstum erhöhten Bedarf an lebensnotwendigen Stoffen nicht mehr ausreichend decken können.
- Menschen, die an Essstörungen leiden
- Menschen, die schon sehr schlank sind
- Menschen, die schwere körperliche Arbeit verrichten müssen

Kapitel 4: Tipps & Tricks für den erfolgreichen Verlauf Ihrer 5:2 Diät

Viele an der 5:2 Diät Interessierte fürchten, sie könnten an den Fastentagen, an denen man ja mit gerade einmal 500 oder 600 Kalorien auskommen muss, ein nagendes Hungergefühl bekommen und sich dazu schlapp und energielos fühlen. Doch dem ist glückerweise nicht so. Natürlich kann es am Anfang etwas schwierig sein, viel weniger Energie zu sich zu nehmen als üblich; dies ist aber oft eher ein mentales als ein tatsächliches körperliches Problem. Außerdem gewöhnt sich der Körper überraschend schnell an die Umstellung und funktioniert dann in der Regel mit einer täglichen Kalorienzufuhr von nur 500 bzw. 600 Kalorien ebenso gut wie an den Tagen, an denen man sich normal ernährt. Nachfolgend haben ich Ihnen ein paar Tipps zusammengestellt, die Ihnen dabei helfen werden, Ihre 5:2 Diät erfolgreich durchzuführen.

1. Setzen Sie sich nicht zu sehr unter Druck und stellen Ihre Ernährungsweise am besten schrittweise um. Vielleicht fällt es Ihnen leichter, zunächst mit einer Aufteilung von 6 Tagen mit der gewohnten Ernährung und einem Tag mit der reduzierten Kalorienmenge zu beginnen. Sie können auch gleich zu Anfang die „richtige" 5 zu 2 Aufteilung der Tage einhalten, dann aber anstatt von 500/600 Kalorien an den Fastentagen mit der doppelten Kalorienmenge, also mit 1000/1200 Kalorien beginnen. Denn wenn Sie sich die Zeit geben sich langsam an Ihre neue Ernährungsweise zu

gewöhnen, können Sie diese bestimmt entspannter angehen und haben deshalb bessere Chancen sie gut durchzuhalten. Seien Sie auch im weiteren Verlauf der Diät nicht zu streng mit sich und verzweifeln nicht, wenn einer Ihrer 500-Kalorientage zu einem Tag mit 1000 oder mehr Kalorien wird. Solche Abweichungen sind manchmal einfach unvermeidlich und tun dem Erfolg der Diät keinen Abbruch – wichtig ist nur auch bei solchen kleinen Rückschlägen nicht die Flinte ins Korn zu werfen. Behalten Sie Ihr Ziel fest im Auge – und vergessen dabei nicht den Weg dorthin. Das heißt: stellen Sie sich an den Fastentagen ruhig vor, wie Sie nach der Diät aussehen werden und halten sich vor Augen, dass Ihr Körper gerade in dem Moment, in dem Sie großen Hunger haben auf seine Fettreserven zurückgreift, was Ihnen nicht nur zu dieser Wunschfigur verhilft, sondern auch ein wahrer Jungbrunnen für Ihre Zellen ist. Achten Sie auch einmal darauf, wie viel weniger Macht das Thema „essen" inzwischen über Sie hat. Diese Gedanken sollten Ihnen über den einen oder andern kleinen Durchhänger bei Ihrer Diät hinweghelfen können.

2. Seien Sie auf kleine Rückschläge gefasst, denn diese sind ganz normal. Es wird Fastentage geben, an denen Sie die erlaubte Kalorienzahl weit überschreiten werden. Da ist z. Bsp. die Geburtstagsfeier eines Kollegen, bei der sie ein Stück Kuchen essen, oder auch zwei oder drei… Oder Sie gehen mit Freunden weg und nehmen ein paar Drinks, die das 3-fache der erlaubten Kalorienzahl haben. Oder Ihr Partner überrascht Sie zu Hause mit Ihrem Lieblingsessen, oder Sie hatten einen

schlechten Tag und müssen sich einfach mit Ihrem Lieblingsfilm, zu dem Sie eine Familienpackung Ihres Lieblingseises löffeln davon erholen, usw. Solche Tage sind ganz normal und werden immer wieder vorkommen. Also: nur keine Panik und trotzdem durchhalten – der nächste Fastentag wird bestimmt wieder besser!

3. Lernen Sie mit dem Hunger zu leben. Und lernen Sie zwischen dem „Hunger im Kopf" und dem wirklichen, körperlichen Hunger zu unterscheiden. Denn das im Kopf entstandene Hungergefühl ist rein psychisch bedingt und könnte sogar ein Zeichen dafür sein, dass Sie eine gewisse Abhängigkeit vom Essen entwickelt haben. Haben Sie keine Angst vor dem Hunger, sondern denken Sie immer daran, dass dieser nur ein Hinweis darauf ist, dass ihr Körper gerade in diesem Moment dabei ist, seine Fettreserven anzugreifen. Sollten Sie sich doch einmal müde, schlapp oder entnervt fühlen oder Kopfschmerzen haben, dann trinken Sie viel Wasser und/oder essen kleine Portionen von Haferflocken, Vollkornprodukten oder mageres Eiweiß wie es beispielsweise in Putenbrust oder Eiern vorhanden ist. Und wenn es Ihnen doch einmal schwer fallen sollte einen der Fastentage zu überstehen, dann denken Sie am besten an den/die nächsten Tage, an denen Sie wieder normal essen dürfen.

4. Achten Sie auf eine sorgfältige Auswahl Ihrer Nahrungsmittel. Natürlich gibt es die fünf Tage in der Woche, an denen Sie keine Diät halten; das

bedeutet, dass sie an diesen Tagen wie gewohnt essen können und dabei keine Kalorien zählen müssen. Vermeiden Sie aber den allgegenwärtigen Fehler, sich an diesen Tagen für den vorangegangen Fastentag „belohnen“ zu wollen und deshalb umso mehr oder besonders fette oder süße Lebensmittel zu essen. Denken Sie immer daran, dass die fünf Nicht-Fastentage Tage sind, an denen Sie sich ganz „normal“ ernähren sollten.

5. Treiben Sie Sport, aber bitte übertreiben Sie es an den Fastentagen nicht damit. Denn an diesen Tagen sollten Sie kein allzu forderndes Trainingsprogramm absolvieren. Hören Sie auf Ihren Körper – er wird Ihnen seine Grenzen aufzeigen.

6. Lassen Sie sich ganz und gar auf die Diät ein. Auch wenn Sie sich gestatten sollten, die 5:2 Diät langsam zu starten und sich von kleinen Ausrutschern und Durchhängern nicht unterkriegen zu lassen, werden Sie Ihr Ziel doch nur erreichen wenn Sie die Diät ernst nehmen. Lernen Sie Ihr Verhalten zu analysieren; das heißt überdenken Sie in welchen Situationen Sie regelmäßig schwach werden und sich nicht an die Regeln der Diät halten. Gelingt es Ihnen beispielsweise leicht die Diät einzuhalten, solange Sie in der Arbeit sind und nur Ihr mitgebrachtes Mittagessen zur Verfügung haben, essen aber regelmäßig zu viel sobald Sie zu Hause sind, dann versuchen Sie auch zu Hause immer beschäftigt zu bleiben und außerdem an den

Fastentagen nicht zu viel Nahrungsmittel zu Hause zu haben. Sie können auch ausprobieren, ob es Ihnen hilft an allen Stellen Ihrer Wohnung, die mit dem Thema „essen“ in Verbindung stehen, wie z. Bsp. am Kühlschrank, dem Esstisch usw., kleine Post-it-Zettel anzubringen, die Sie an Ihre Diät erinnern sollen. Bereiten Sie sich Ihre kleinen, zusammen nicht mehr als 500 Kalorien enthaltenden Mahlzeiten an den Fastentagen schon vor den jeweiligen Essenszeiten vor – das erleichtert Ihnen nicht nur die für die Essenszubereitung benötigte Arbeit, sondern auch den Griff zu eben diesen – so schön bereitstehenden - Snacks.

7. Stellen Sie sich darauf ein, dass es natürlich auch bei der 5:2 Diät zu Hungerattacken kommen kann (das muss es im Übrigen ja auch, denn sonst würde Ihr Körper ja nicht an seine Fettreserven gehen) – nur so können Sie sich besser gegen den Hunger wappnen. Dazu habe ich ein paar Tricks, mit denen Sie den Hunger überlisten können:

    - Nehmen Sie bei jeder Mahlzeit eine Kombination aus Ballaststoffen und eiweißreichen Lebensmitteln zu sich, denn dies hilft Ihnen den Hunger länger einzudämmen. An kalorienarmen, eiweißreichen Lebensmitteln sind zu empfehlen: mageres Fleisch von der Pute oder vom Huhn oder auch Fisch, Eier (oder nur das Weiße vom Ei) sowie fettreduzierter Naturjoghurt; gute Ballaststoffquellen sind: grüne Blattsalate, Vollkornprodukte und Obstsorten, bei denen man die Schale mitessen kann (was Sie natürlich tun sollten).

- Haben Sie immer zuckerfreien Kaugummi zur Hand, denn wissenschaftlichen Studien zur Folge unterdrückt das Kauen von Kaugummi den Appetit, vor allem den auf Süßes.

- Trinken Sie so viel Wasser wie nur möglich. Denn Wasser macht den Magen voll und erzeugt somit ein gutes Sättigungsgefühl. Sie können auch so viel Kaffee oder Tee trinken, wie Sie wollen bzw. vertragen – Hauptsache dieser enthält weder Zucker noch Milch. Wenn Sie zu den Menschen gehören, die gar nicht auf Diätlimonade verzichten können trinken Sie diese (jedoch spricht auch einiges gegen den Konsum von Diätlimonaden, wie beispielsweise, dass die darin enthaltenen künstlichen Süßstoffe das Hungergefühl ankurbeln sollen und deshalb sogar in der Schweinemast zur Anwendung kommen). Fruchtsäfte sollten Sie dagegen immer meiden, da diese zu viel Zucker enthalten.

- Essen Sie langsam und mit Genuss – und lassen Sie sich dabei nicht von irgendetwas ablenken. Denn wer neben dem Essen fernsieht, im Computer herumsurft oder telefoniert spürt erwiesenermaßen weniger Sättigungsgefühl als jemand, der sich voll und ganz auf seine Mahlzeit konzentriert.

Eines der wichtigsten Ziele der 5:2 Diät ist es, Sie die nötige Disziplin zu lehren um mit einem eventuellen Hungergefühl umgehen zu können und die Macht, die das Thema „essen“ vielleicht über Sie hat, zu durchbrechen. Lassen Sie sich nur dann ein Stück weit von Ihrem Hunger leiten, wenn Sie sich durch die Nahrungseinschränkung schlapp oder geschwächt fühlen. Solange Sie sich gut fühlen ist ein Hungergefühl von Zeit zu Zeit nicht weiter beunruhigend und sollte Sie deshalb nicht von Ihrem Ziel – meist vorrangig der Reduzierung Ihres Gewichts – abbringen. Sie schaffen das!

Kapitel 5: FAQ – Häufig gestellte Fragen

Wird mein Körper in eine Art „Hungermodus" verfallen?

Wir alle haben schon einmal von den Folgen einer längeren Hungerphase auf den Körper gehört. Wenn der Körper für eine zu lange Zeit keine bzw. nur unzureichende Nahrung zugeführt bekommt glaubt er, er müsse verhungern und verlangsamt seinen Stoffwechsel auf drastische Weise. Dies stimmt zwar, doch zum Glück kommt der Körper durch die 5:2 Diät nicht einmal in die Nähe dieses Hungermodus. Entsprechende Studien haben ergeben, dass der menschliche Körper erst nach 60 Stunden vollkommenen Nahrungsentzuges (und nicht einer bloßen Einschränkung der zugeführten Kalorienmenge) abzubauen beginnt. Und auch dann geht der Stoffwechsel nur um 8 % zurück. In einen wirklichen Hungermodus, der dadurch gekennzeichnet ist, dass der Körper, um neue Energie zu gewinnen auf die Muskelmasse zurückgreifen muss, verfällt der Körper erst wenn er 72 Stunden - also 3 Tage – keinerlei Nahrung mehr bekommen hat.

Wie viel kann ich mit der 5:2 Diät abnehmen?

Bei den meisten Menschen, die die 5:2 Diät inzwischen schon ausgeübt haben bzw. noch ausüben, konnte ein durchschnittlicher Gewichtsverlust von ca. einem Pfund pro Woche festgestellt werden. Aber natürlich ist der Gewichtsverlust bei jeder Diät von einer Menge

Faktoren abhängig. Ein solcher wichtiger Faktor für den erzielten Gewichtsverlust ist bei der 5:2 Diät beispielsweise was und wie viel Sie an den Nicht-Fastentagen essen.

Wie werde ich mich mit dem Fasten fühlen?

Ganz ehrlich gesagt können die ersten Wochen etwas schwierig sein. Doch ich kann Ihnen versprechen, dass ihr Zustand sich von Fastentag zu Fastentag bessern wird. Natürlich werden Sie Hunger haben, doch das ist eine ganz normale Reaktion des Körpers, die auch nicht immer gleich schlimm auftritt. Und auch wenn Sie dies am Anfang der Diät glauben sollten: Das Hungergefühl wird wirklich nicht immer schlimmer und noch schlimmer. Es ist gut möglich, dass Sie zu Beginn der Diät unter Kopfschmerzen leiden, gereizt sind oder sich ein wenig schwach auf den Beinen fühlen. Dieser Zustand ist zwar nicht schön, geht aber in aller Regel bald vorbei und kommt auch nicht wieder. Also nehmen Sie diese Phase locker und trinken so viel Wasser wie Sie können – denn in manchen Fällen sind die Kopfschmerzen und das Schwächegefühl gar nicht auf die Diät, sondern ganz einfach darauf zurückzuführen, dass man zu wenig trinkt. Und: denken Sie immer an das Ziel, das Sie mit der Diät erreichen wollen.

Sollten die zwei Fastentage aufeinander folgen?

Nein. Denn wenn man die beiden Fastentage nicht nacheinander legt, sondern über die Woche (beispielsweise auf Montag und Donnerstag) verteilt ist es leichter, die Diät durchzuhalten. Suchen Sie sich deshalb besser zwei nicht aufeinanderfolgende Tage als Fastentage aus.

Soll ich die 500 Kalorien an Fastentagen über den Tag verteilt oder in einer einzigen Mahlzeit zu mir nehmen?

Das bleibt alleine Ihnen überlassen. Vielleicht fällt es Ihnen leichter, den Fastentag zu überstehen, wenn Sie die zulässige Kalorienzahl über den Tag verteilen, z. Bsp. mit einem Frühstück mit 100 Kalorien, zwei 50-Kalorien Snacks und einem Mittag- und Abendessen von jeweils 150 Kalorien. Wer sich aber besser fühlt, wenn er mit einem großen Frühstück in den Tag startet oder wenn er sich den ganzen Tag auf ein „normales" Abendessen freuen kann, kann dies genauso gut machen. Probieren Sie einfach aus, was Ihnen am besten zusagt.

Wie soll meine Ernährung an den Nicht-Fastentagen aussehen?

An den Nicht-Fastentagen können Sie so essen wie sie es normalerweise tun würden. Natürlich sollten Sie nicht versuchen, an den Nicht-Fastentagen alles nachzuholen, was Sie an dem vorangegangenen Fastentag versäumt haben oder vor dem nächsten Fastentag „auf Vorrat" zu essen, aber sie sollten sich vom Essen her auch nicht einschränken. Essen Sie am besten nährstoffreiche Kost - und wenn Ihr (hauptsächliches) Ziel bei der 5:2 Diät die Reduktion Ihres Gewichtes ist, sollten Sie auch an den Nicht-Fastentagen darauf achten, nicht zu viel Fett oder

Zucker zu sich zu nehmen. Eine ausgewogene Ernährung an den Nicht-Fastentagen ist auch am besten dazu geeignet Ihre Ernährungsgewohnheiten insgesamt umzustellen und in Zukunft gesünder zu essen.

Muss ich auch an den Nicht-Fastentagen Kalorien zählen?

Dies ist nicht nötig. Der große Vorteil der 5:2 Diät ist ja gerade, dass man dabei nicht ständig die Regeln einer Diät befolgen muss. Manch einer zählt aber trotzdem auch an den Nicht-Fastentagen Kalorien, ob nun einfach aus Interesse an seiner Ernährung oder weil er befürchtet sonst an den Nicht-Fastentagen zu sehr „über die Stränge zu schlagen". Auch hier gilt: probieren Sie aus, was für Sie selbst am meisten Sinn macht.

Kann ich an den Fastentagen Sport treiben?

Ja. Sie sollten es sogar tun, denn wenn Sie an den Fastentagen Sport treiben beschleunigt dies wie bereits erwähnt den Abbau der am Körper eingelagerten Fettreserven. Sie sollten aber an diesen Tagen keine besonderen sportlichen Höchstleistungen erbringen wollen und auch keine Sportarten betreiben, die sehr viel Ausdauer erfordern. Für die Fastentage empfiehlt sich also ein leichtes Sportprogramm; und vergessen Sie bitte nicht ausreichend zu trinken.

Kann ich an den Fastentagen mehr Kalorien zu mir nehmen wenn ich dafür mehr Sport treibe?

Das wäre zwar möglich, ist aber dennoch ziemlich heikel. Denn es ist meist viel einfacher (weil weniger verführerisch) sich an die Vorgabe mit den 500 Kalorien zu halten als sich im ewigen Klein-Klein einer Abrechnung einzelner Kalorien im Vergleich zu so und so viel Bewegung zu verlieren. Außerdem kann man sich bei dieser Abrechnung leicht verschätzen. Essen Sie nur dann etwas mehr wenn Sie Ihr Sportprogramm sehr geschwächt hat.

Ist es möglich an mehr oder weniger als an den vorgeschlagenen zwei Tagen zu fasten?

Sicher. Wenn Sie einen größeren oder schnelleren Gewichtsverlust erreichen wollen können Sie den Rhythmus gerne auf 4 (Tage, an denen Sie normal essen): 3 (Fastentage) abändern. Und falls Ihnen 5:2 Diät zu hart sein sollte können Sie gerne den für den Anfang der Diät sowieso empfohlenen 6:1 Rhythmus beibehalten/wieder aufnehmen. Richten Sie sich auch hier einfach danach, was Ihnen und Ihrem Körper am besten bekommt.

Kann/soll ich auch fasten wenn ich krank bin?

Manche mögen zwar das Gegenteil behaupten (es gibt sogar Leute, die sagen das Fasten würde die Genesung fördern), aber ich würde Ihnen trotzdem nicht empfehlen im kranken Zustand zu fasten. Pausieren Sie im Falle einer Krankheit lieber – auch wenn Sie dann nicht weiter ab- oder sogar ein wenig zunehmen – und fasten erst wieder, wenn Sie wieder gesund sind.

Was ist bei Kohlehydraten und Zucker zu beachten?

In der Regel kann man davon ausgehen, dass es sehr viel schwerer ist eine Diät einzuhalten, wenn man gleichzeitig Kohlehydrate und Zucker zu sich nimmt. Denn wenn man dies tut, hat man oft viel mehr mit unerfreulichen Nebeneffekten wie Kopfschmerzen oder Schwächegefühlen zu kämpfen. Außerdem gibt es Studien, die besagen, dass es dem Körper bei einer Diät, bei der man relativ viele Kohlehydrate zu sich nimmt schwerer gelingt sich zu regenerieren. Versuchen Sie deshalb weitestgehend auf Zucker zu verzichten und Kohlehydrate nur in Form von Obst, Haferflocken oder Vollkornprodukten zu sich zu nehmen.

Kapitel 6: Für die Fastentage empfohlene Lebensmittel

Da eine auf 500 Kalorien basierende Ernährung nicht gerade viel Spielraum dafür lässt Kalorien zu sinnlos zu vergeuden, sollten Sie an Ihren Fastentagen auf Nahrungsmittel zurückgreifen, die bei einer möglichst geringen Kalorienzahl möglichst effektiv sättigen. Die Erfolgsformel für das Durchhalten der Fastentage lautet daher:

Wasser + Eiweiß + Ballaststoffe

Wasser

Trinken Sie an Ihren Fastentagen (und am besten auch an den anderen Tagen) so viel Wasser wie nur möglich. Das erste Glas sollten Sie schon beim Aufstehen trinken. Trinken Sie ein Glas Wasser wann immer Sie der Hunger übermannt. Trinken Sie 15 Minuten vor jeder Mahlzeit/jedem Snack ein Glas Wasser. Trinken Sie das nächste Glas Wasser ZU Ihrer jeweiligen Mahlzeit/Ihrem Snack. Trinken Sie auch bevor Sie zu Bett gehen noch ein Glas Wasser. Denn zum einen füllt Wasser den Magen, so dass man nach dem Genuss von viel Wasser weniger Hunger hat und zum anderen können Sie auf diese Weise sicherstellen, dass Sie durch Ihre Diät nicht dehydrieren. Sie können an den Fastentagen auch viel ungesüßten Tee und/oder ungesüßten, schwarzen (oder zumindest fast schwarzen) Kaffee trinken. An Tees sind zu empfehlen:

grüner oder weißer Tee, Kamillentee, Pfefferminztee und selbst gemachte Teezubereitungen aus Ingwer oder Zitrone (nicht zu verwechseln mit dem im Handel angebotenen Instant-Zitronentee, der fast nur aus Zucker besteht und damit eine reine Kalorienbombe ist). Alle diese Tees wirken dem Hunger entgegen und entgiftend. Wenn es Sie am Abend eines langen, anstrengenden Tages nach einem Glas Wein oder einem anderen Drink verlangt, wie wäre es an den Fastentagen stattdessen mit einem mit Früchten (wie beispielsweise Erdbeeren, Gurke oder Zitrusfrüchten) versetzten, spritzigen Mineralwasser?

Eiweiß

Es ist empfehlenswert, seine Mahlzeiten und Snacks an den Fastentagen auf der Basis von eiweißhaltigen Lebensmitteln aufzubauen. Denn es gibt viele eiweißhaltige Nahrungsmittel, die nicht viele Kalorien haben und darüber hinaus kann man mit eiweißhaltiger Nahrung ziemlich lange ein gutes Sättigungsgefühl erreichen. So hat ein Ei gerade mal 75 Kalorien – und wenn Sie es noch fett- und kalorienärmer haben möchten nehmen Sie nur das Weiße vom Ei und machen sich z. Bsp. ein Rührei aus dem Eiweiß von ein paar Eiern. Ein paar Scheiben gekochte Putenbrust haben nur 30 bis 40 und 100 Gramm Hühnerbrust gerade einmal ca. 120 Kalorien. 15 Mandeln haben ziemlich genau 100 Kalorien und eine halbe Tasse fettreduzierter griechischer Joghurt sogar weniger als das. Ein weiterer kalorienarmer Snack wäre auch eine Handvoll Pistazien.

Ballaststoffe

Ballaststoffe sind ein unverzichtbares Hilfsmittel im Rahmen einer jeden Diät und gehören so auch in den Ernährungsplan aller Fastentage einer 5:2 Diät, denn ballaststoffreiche Nahrungsmittel haben zum einen eine gute Sättigungswirkung und wirken zum anderen entschlackend. Da Sie aber an den Fastentagen möglichst keine Kohlehydrate aus Körnerprodukten zu sich nehmen sollten, decken Sie Ihren Ballaststoffbedarf an diesen Tagen am besten durch Obst und Gemüse, die auch sehr nähstoffreich und kalorienarm sind – dies gilt vor allem für Gemüse, da viele Obstsorten durch den in ihnen enthaltenen Fruchtzucker mehr Kalorien haben als die vergleichbare Menge Gemüse. So hat beispielsweise eine große Tomate nur 33 Kalorien, 7 Stängel Stangesellerie 45 Kalorien, 12 Erdbeeren 48 Kalorien, ein Apfel 75 Kalorien und 2 Tassen mit Wassermelonenwürfeln nicht einmal 100 Kalorien. Auch (Dörr-) Pflaumen sind eine gute Wahl, denn diese stehen nicht zu Unrecht im Ruf gut abführend zu wirken - und dabei haben 4 Pflaumen weniger als 100 Kalorien. Bei Himbeeren, Blaubeeren und Brombeeren müssen Sie pro Stück mit nur einer Kalorie rechnen, Kirschen schlagen pro Stück mit gerade einmal 2 Kalorien zu Buche und Weintrauben, Erdbeeren und Kirschtomaten mit jeweils 3 Kalorien.

Lebensmittel, auf die Sie verzichten sollten

Wie bereits erwähnt sollten Sie an Ihren Fastentagen darauf verzichten Zucker und Kohlehydrate zu sich zu nehmen. Denn diese lassen den Blutzuckerspiegel steigen, was dazu führen kann, dass Sie sich schwach und müde fühlen. Außerdem haben an Kohlehydraten und Zucker reiche Nahrungsmittel meist auch viel mehr Kalorien als andere Lebensmittel. Des Weiteren sollten Sie an den Fastentagen nach Möglichkeit auch darauf verzichten Fette oder Öle zu sich zu nehmen. Denn Fette und Öle sind in Maßen genossen zwar gut für den Körper, haben aber auch sehr viele Kalorien. So hat z. Bsp. ein einziger Teelöffel Olivenöl unglaubliche 120 Kalorien. Dasselbe gilt für andere Öle, Butter und andere fetthaltige Nahrungsmittel.

Ein super Geheimtipp für eine erfolgreiche 5:2 Diät: Suppe

Eine schöne Suppe kann an den Fastentagen wirklich Gold wert sei, denn sie ist zum einen heiß und wirkt daher vom psychologischen Standpunkt aus befriedigender als ein kalter Snack und zum anderen besteht Suppe zu einem großen Teil aus Wasser, macht also den Magen voll. Darüber hinaus ist Suppe in einer fettarmen Version (also z. Bsp. in Form einer Hühner- oder Gemüsebrühe) sehr kalorienarm. So hat eine Tasse selbstgemachte Hühnerbrühe nur 86 Kalorien und eine Tasse selbstgemachte Gemüsebrühe ca. 90 Kalorien und eine Tasse der äußerst gesunden, auf Soja basierenden Miso-Suppe sogar nur 35 Kalorien. Besonders gut ist so ein Süppchen, wenn es eine Menge ballaststoffreiches Gemüse als Einlage hat.

Lebensmittel, die Sie beruhigt kaufen können / immer im Haus haben sollten

Gewürze:

- schwarzer Pfeffer
- Knoblauch
- Chili
- frische Kräuter
- weitere Gewürze nach Belieben

Kalorienarme Obstsorten:

- Himbeeren
- Blaubeeren
- Schwarzbeeren
- Erdbeeren
- Kirschen
- Äpfel
- Trauben
- Zwetschgen
- Pflaumen
- Honigmelone

- Wassermelone
- Pfirsiche
- Aprikosen
- Zitronen/Limonen (z. Bsp. für Salatsaucen oder zum Abschmecken)
- Bananen

Gemüse

- Gurken
- Sellerie
- Erbsen
- Paprikaschoten (alle Farben)
- Karotten
- Spargel
- grüne Bohnen
- Zwiebeln
- Pilze
- Kopfsalat
- Rettich
- Spinat
- Zucchini

- Brokkoli
- Tomaten
- Kirschtomaten

Eiweißhaltige Lebensmittel

- Hühnerbrust ohne Haut und Knochen
- gekochte Putenbrust (Aufschnitt)
- Fischfilet von Lachs und/oder Tilapia
- Thunfisch (auch der praktische aus der Dose, dann natürlich im eigenen Saft)
- Shrimps
- Eier – wer ganz besonders auf die Kalorien achten möchte verwendet nur das Eiweiß
- Mandeln
- Pistazien
- fettarmer griechischer Joghurt
- fettarmer Hüttenkäse
- fettarmer Mozzarella und/oder fettarmer Cheddar-Käse
- Parmesankäse

Sonstiges

- Hühnerbrühe
- Gemüsebrühe
- Miso-Suppe (gibt's im Asia-Laden bzw. im Asia-Regal gut sortierter Supermärkte)
- fett-/kalorienreduzierte Dosensuppen
- geschroteter Hafer
- Vollkornbrot
- Rotwein- und/oder Balsamicoessig für Ihr Salatdressing
- andere kalorienreduzierte Salatdressings
- Sojasauce
- Kräutertees
- fettarme Milch
- Mineralwasser

Kapitel 7: Und nun: viel Erfolg bei Ihrer 5:2 Diät!

Nun, da ich Ihnen die 5:2 Diät mit allen ihren Vorzügen vorgestellt haben, wünschen ich Ihnen viel Erfolg beim Umsetzen dieser neuartigen Diät, die Ihnen auf ganz einfache Art helfen kann Ihr Wunschgewicht zu erreichen und zu halten und dabei auch noch große Vorteile für Ihre Gesundheit zu erzielen. Natürlich wird es nicht immer leicht sein, diese Diät einzuhalten und so werden Sie ab und an vielleicht einen kleinen Durchhänger erleben, doch bei welcher anderen Diät würde das nicht auch einmal passieren? Aber ich finde, dass die 5:2 Diät bestmöglichste Voraussetzungen dafür bietet sie durchzuhalten, denn sie ist:

- für fast alle gesunden Erwachsenen geeignet (schwangeren und stillenden Frauen, sowie Leuten, die an einer Essstörung leiden ist in der Regel auch von anderen Diäten abzuraten – und dass sich Diabetiker und andere chronisch Erkrankte vor jeder durchgreifenden körperlichen Maßnahme mit ihrem Arzt absprechen sollten, versteht sich eigentlich von selbst),

- einfach durchzuführen. Denn Sie haben keinerlei Mehrarbeit mit den Essensvorbereitungen – ja sogar weniger und Sie brauchen keinerlei besondere Lebensmittel, für die Sie erst einmal mehrere Läden abklappern müssten sowie

- durch ihre Flexibilität vielleicht leichter durchzuhalten als andere Diäten.

Probieren Sie die 5:2 Diät einfach aus und passen Sie sie einfach ein wenig an Ihr Leben und Ihre Ernährungsvorlieben an, dann werden die ersten Erfolge sicher nicht lange auf sich warten lassen.

Fazit

Danke, dass Sie sich dieses Buch gekauft haben, von dem ich hoffe, dass es Ihnen auf Ihrem Weg zu Ihrem Wunschgewicht und einigen gesundheitlichen Vorteilen verhelfen wird.

Vielen Dank und viel Erfolg auf Ihrem Weg!

Philipp Jung

Bonus: Rezeptteil

Im Folgenden will ich Ihnen Anregungen für schnell zuzubereitende Gerichte geben, die weniger als 500 Kalorien haben.

Rezepte

- **Tomaten-Zucchini-Pfanne mit Ei und Basilikum**
- **Omelett mit getrockneten Tomaten und Schafskäse**
- **Hühnerschenkel in Kräuter-Sahne-Sauce**
- **Beerenjoghurt**
- **Fruchtiger Haferflockenbrei mit Zimt**
- **Eier im Pilz-Spinat-Nest**
- **Gemüse-Hafersuppe**
- **Mit Ei gefüllte Kräutertomaten**
- **Soufflé mit gebratenen Paprikaschoten und Artischockenherzen**
- **Spinat-Zucchini-Frittata mit Ricotta**
- **Asiatische Lachs-Brokkoli-Pfanne**
- **Steaks mit Barbecuesauce**
- **Fajitas mit Garnelen und Avocado Sauce**
- **Steak mit Kräutersauce**
- **Fruchtige Schweinesteaks**
- **Putenbrust-Gurken-Rolle**
- **Knoblauchshrimps**

- **Vegetarisches Pfannengerührtes**
- **Gemüsesuppe**
- **Hühnersuppe mit Gemüse**

Tomaten-Zucchini-Pfanne mit Ei und Basilikum

<u>Zutaten</u> (für 2 Portionen):

2 Eier

2 große Zucchini, in Scheiben geschnitten

200 g Kirschtomaten, halbiert

2 Knoblauchzehen, zerdrückt

1 EL Olivenöl

1/2 Tasse frische Basilikumblätter, gehackt zum Garnieren

Salz und Pfeffer

<u>Zubereitung:</u>

Das Olivenöl in einer Pfanne erhitzen, dann die Zucchini dazugeben und diese in ca. 5 Minuten gar braten. Dann die Tomaten und den Knoblauch dazugeben und mit Salz und Pfeffer würzen; umrühren und für ein paar weitere Minuten kochen lassen. Machen Sie nur zwei Vertiefungen in die Gemüsemasse und schlagen die beiden Eier in diese hinein. Nun die Pfanne abdecken und weitere ca. 3 Minuten kochen lassen bis die Eier gestockt sind. Mit dem gehackten Basilikum bestreut servieren.

Dieses Gericht enthält pro Portion:

196 Kalorien

7 Gramm Kohlehydrate

12 Gramm Eiweiß

13 Gramm Fett

3 Gramm Ballaststoffe

6 Gramm Zucker

0,25 Gramm Salz

Omelett mit getrockneten Tomaten und Schafskäse

Zutaten (für 2 Portionen):

1 Gläschen getrocknete Tomaten, abgegossen und geschnitten

50 g Feta, zerbröckelt

4 Eier, verquirlt

2 EL Olivenöl

Zubereitung:

Erhitzen Sie das Olivenöl in einer Pfanne. Inzwischen die Eier in eine Schüssel schlagen, Salz und Pfeffer dazugeben und alles verquirlen. Gießen Sie die verquirlten Eier nun in die Pfanne und drehen diese bis der Pfannenboden gleichmäßig mit der Eimasse bedeckt ist. Wenn die Eimasse zu stocken begonnen hat verteilen Sie die getrockneten Tomaten und den Schafskäse auf einer Seite derselben. Klappen Sie die andere Hälfte des Omeletts darüber. Lassen Sie das Omelett noch eine Minute braten, dann ist es fertig zum Servieren.

Dieses Gericht enthält pro Portion:

266 Kalorien

5 Gramm Kohlehydrate

18 Gramm Eiweiß

20 Gramm Fett

1 Gramm Ballaststoffe

4 Gramm Zucker

1,8 Gramm Salz

Hühnerschenkel in Kräuter-Sahne-Sauce

Zutaten (für 5 Personen):

750 g Hühnerschenkel ohne Haut und Knochen, in große Stücke geschnitten

175 g fettreduzierte Crème fraîche

400 ml Apfelessig

1/3 Tasse frisch geschnittene Petersilie

1 EL frischer Thymian, die abgezupften Blättchen, gehackt

2 EL grobkörniger Senf

2 Zwiebeln, gehackt

3 Knoblauchzehen

1 EL Olivenöl

Salz und Pfeffer

Als Beilage können Sie gedämpfte Brokkoliröschen reichen.

Zubereitung:

Das Olivenöl in einer Pfanne (zu der es einen Deckel geben muss) erhitzen und das Hühnerfleisch von beiden Seiten abraten, bis es eine braune Färbung annimmt (dies dauert ca. 3 Minuten pro Seite). Nehmen Sie das Fleisch aus der Pfanne und stellen Sie es beiseite – das

Bratöl soll dabei in der Pfanne bleiben. Geben Sie nun die Zwiebeln und die Knoblauchzehen in das Bratöl. Braten Sie beides weitere 3 Minuten lang an. Löschen Sie nun mit dem Apfelessig ab und bringen das Ganze zum Kochen. Legen Sie die Hühnerteile in die Pfanne zurück, decken diese ab und lassen das ganze 10 Minuten leicht köcheln. Nehmen Sie dann den Deckel von der Pfanne und geben nun den Senf, die Crème fraîche und die Kräuter dazu und erhitzen das Ganze noch einmal leicht. Mit Salz und Pfeffer abschmecken und mit dem gedämpften Brokkoli servieren.

Dieses Gericht enthält pro Portion:

298 Kalorien

8 Gramm Kohlehydrate

34 Gramm Eiweiß

12 Gramm Fett

2 Gramm Ballaststoffe

6 Gramm Zucker

0,6 Gramm Salz

Beerenjoghurt

Mischen Sie pro Person:

½ Tasse fettarmer Naturjoghurt (65 Kalorien)

½ Tasse gemischte Beeren (30 Kalorien)

Fruchtiger Haferflockenbrei mit Zimt

<u>Zutaten</u> (für 4 Personen):

100 g Haferflocken

450 ml fettarme Milch

3 Bananen, in Scheiben geschnitten

400 g Erdbeeren

150 g fettarmer Naturjoghurt

1 TL Zimt + nach Belieben Zimt zum Garnieren

4 TL Zucker

<u>Zubereitung:</u>

Mischen Sie die Haferflocken, die Milch, den Zimt und die Hälfte der Bananenscheiben in einem mittelgroßen Topf und bringen das Ganze zum Kochen. Reduzieren Sie nun die Hitze und lassen den Porridge 5 Minuten lang leicht köcheln. Verteilen Sie das Ganze auf 4 Schüsselchen und verzieren es mit den Erdbeeren, den restlichen Bananen, dem Joghurt und dem Zimt.

<u>Dieses Gericht enthält pro Portion:</u>

266 Kalorien

53 Gramm Kohlehydrate

12 Gramm Eiweiß

2 Gramm Fett

5 Gramm Ballaststoffe

34 Gramm Zucker

0,24 Gramm Salz

Eier im Pilz-Spinat-Nest

Zutaten (für 4 Personen):

4 große Riesenchampignons

200 g Spinat

8 Tomaten, halbiert

4 Eier

3 Knoblauchzehen, in dünne Scheiben geschnitten

2 EL Olivenöl

Salz und Pfeffer

Zubereitung:

Heizen Sie den Ofen auf 200 Grad vor. Verteilen Sie die Pilze, die Tomaten und die Knoblauchscheiben auf 4 ofenfeste Auflaufschälchen, beträufeln das Ganze mit Olivenöl und würzen mit Salz und Pfeffer. Für 10 Minuten in den Ofen schieben und backen. In der Zwischenzeit schütten Sie bitte den Spinat in ein Sieb und waschen ihn gründlich mit warmem Wasser ab. Drücken Sie den Spinat dann fest aus und geben ihn zu den anderen Gemüsen in die 4 Auflaufförmchen. Formen Sie nun eine Art Nest in jedes Förmchen und schlagen jeweils ein Ei hinein. Stellen Sie die Förmchen wieder in den Ofen und lassen das Ganze noch 8 Minuten backen.

Dieses Gericht enthält pro Portion:

127 Kalorien

5 Gramm Kohlehydrate

9 Gramm Eiweiß

8 Gramm Fett

3 Gramm Ballaststoffe

5 Gramm Zucker

0,4 Gramm Salz

Gemüse-Hafersuppe

Zutaten (für 4 Personen):

800 g Gemüse je nach Saison (grüne Bohnen, Lauch, Erbsen, Möhren, Sellerie, Kohlrabi, Blumenkohl, Brokkoli), geputzt, gewaschen und in mundgerechte Stücke geschnitten

1 Zwiebel, klein gehackt

2 EL Olivenöl

60 g geschälter Hafer

Gut 1 L Gemüsebrühe

Salz und Pfeffer

1/2 Bund Petersilie, klein gehackt

Zubereitung:

Das Öl in einem Suppentopf erhitzen und die Zwiebel darin andünsten. Dann das Gemüse zugeben und einige Minuten mitdünsten. Mit der Gemüsebrühe auffüllen, den Hafer zugeben, das Ganze zum Kochen bringen und weitere 20 Minuten köcheln lassen. Am Schluss die Petersilie zur Suppe geben. Mit Pfeffer und Salz abschmecken.

Dieses Gericht enthält pro Portion:

220 Kalorien

28,3 Gramm Kohlehydrate

5,9 Gramm Eiweiß

10.6 Gramm Fett

5 Gramm Zucker

0,4 Gramm Salz

Mit Ei gefüllte Kräutertomaten

Zutaten (für 4 Personen):

4 mittelgroße Tomaten

5 Zweige Basilikum, gehackt

4 Zweige Thymian, gehackt

2 TL Petersilie, gehackt

1 TL Schnittlauch, gehackt

1 Zweig Rosmarin, gehackt

1 Knoblauchzehe, gehackt

1 mittelgroße Bio-Zitrone

Salz und Pfeffer

4 TL Olivenöl

4 mittelgroße Eier

Zubereitung:

Den Backofen auf rund 200° vorheizen. Inzwischen die Tomaten waschen, einen "Deckel" von ihnen abschneiden und das Innere mit einem Löffel herauskratzen. Die Tomaten umdrehen und auf Küchenpapier abtropfen lassen. Die Zitrone heiß waschen und abtrocknen, die Schale abreiben. Mit Kräutern und Knoblauch mischen. Alles salzen und pfeffern. Eine kleine, ofenfeste Form einfetten. Tomaten innen salzen und pfeffern, je 1 TL Öl und etwas von der Kräutermischung hineingeben. Für jede Tomate 1 Ei aufschlagen und hineingleiten lassen. Tomaten in die Form setzen und rund 10-15 Min. backen.

Dieses Gericht enthält pro Portion:

178 Kalorien

5 Gramm Kohlehydrate

8 Gramm Eiweiß

15 Gramm Fett

Soufflé mit gebratenen Paprikaschoten und Artischockenherzen

<u>Zutaten</u> (für 4 Personen):

Eine ¾ Tasse Artischockenherzen, abgegossen und in Stücke geschnitten

1 Tasse mit Würfeln einer gebratenen roten Paprikaschote, abgegossen und geschnitten

50 g frisch geriebener Parmesan

4 EL frische Basilikumblätter, gehackt

5 Eier, getrennt

2 ganze Eier

1 EL Butter

1 EL Olivenöl

Salz und Pfeffer

<u>Zubereitung:</u>

Heizen Sie den Grill Ihres Backofens vor. Verschlagen Sie die Eigelbe der getrennten Eier und die 2 ganzen Eier. Schlagen Sie die Eiweiße mit dem Mixer in einer separaten Schüssel steif. Heben Sie das Eiweiß vorsichtig unter die Eigelb-Eimasse und geben Sie dann das Basilikum. Die gerüstete Paprikaschote, die Artischocken und die Hälfte des Käses dazu und würzen Sie das Ganze mit Salz und Pfeffer. Erhitzen Sie nun in einer Pfanne die Butter (mittlere Hitze), geben die Ei-Gemüse-Mischung in die Pfanne und verteilen diese gleichmäßig über den Pfannenboden. So lange braten bis das Omelett unten leicht braun wird und dann den restlichen Käse darüber streuen. Stellen Sie das ganze unter den Grill und grillen es ca. 2 Minuten lang. Nun können Sie das Soufflé aufteilen und servieren.

Dieses Gericht enthält pro Portion:

275 Kalorien

2 Gramm Kohlehydrate

19 Gramm Eiweiß

21 Gramm Fett

1 Gramm Ballaststoffe

1 Gramm Zucker

1,01 Gramm Salz

Spinat-Zucchini-Frittata mit Ricotta

<u>Zutaten</u> (für 4 Personen):

350 g Zucchini, in Scheiben geschnitten

250 g Spinat

125 g Ricotta

6 Eier

1 Zwiebel, in Ringe geschnitten

1 TL Chiliflocken

1 TL Olivenöl

Salz

<u>Zubereitung:</u>

Erhitzen Sie das Olivenöl in einer großen Bratpfanne und geben dann die Zwiebelringe dazu. Wenn die Zwiebelringe angeschwitzt sind fügen Sie die Chiliflocken und die Zucchini dazu und lassen das Ganze 5 Minuten lang braten. In der Zwischenzeit schütten Sie bitte den Spinat in ein Sieb und waschen ihn gründlich mit warmem Wasser ab. Drücken Sie den Spinat dann fest aus und geben ihn zu der Zwiebel-Zucchinimischung in die Pfanne. Geben Sie nun den Ricotta-Käse darüber. Schalten Sie den Grill Ihres Backofens an. Verschlagen Sie die Eier und salzen die Eimasse. Geben Sie diese in die Pfanne und braten das Ganze so lange bis die Eier halb gestockt sind. Stellen

Sie die Pfanne unter den Grill und lassen das Gericht fertigbraten.

Dieses Gericht enthält pro Portion:

211 Kalorien

6 Gramm Kohlehydrate

15 Gramm Eiweiß

15 Gramm Fett

3 Gramm Ballaststoffe

5 Gramm Zucker

0,5 Gramm Salz

Asiatische Lachs-Brokkoli-Pfanne

Zutaten (für 4 Personen):

4 Lachsfilets mit Haut

1 Bund Frühlingszwiebeln, geschnitten

1 Kopf Brokkoli, in Röschen zerteilt – nur diese werden verwendet

½ Zitrone – der Saft davon

2 EL Sojasauce

Zubereitung:

Heizen Sie Ihren Backofen auf 200 Grad vor. Legen Sie die Lachsfilets so in eine ofenfeste Form, dass etwas Abstand zwischen ihnen bleibt. Verteilen Sie die Brokkoliröschen zwischen den Lachsfilets und beträufeln den Fisch und den Brokkoli mit dem Zitronensaft. Streuen Sie nun die Hälfte der Frühlingszwiebelringe darüber und beträufeln das Ganze mit dem Olivenöl. Stellen Sie das Ganze für 15 Minuten zum Backen in den Ofen. Dann kurz herausnehmen, mit der Sojasauce beträufeln und für weitere 4 Minuten in den Ofen schieben. Mit den restlichen Frühlingszwiebelringen bestreut servieren.

Dieses Gericht enthält pro Portion:

310 Kalorien

3 Gramm Kohlehydrate

35 Gramm Eiweiß

17 Gramm Fett

4 Gramm Ballaststoffe

3 Gramm Zucker

1,8 Gramm Salz

Steaks mit Barbecuesauce

Zutaten (für 4 Personen):

4 Rinder- oder Lammsteaks

1 Zwiebel, gewürfelt

2 TL brauner Zucker

150 ml Ketchup

Salz und Pfeffer

6 EL Sonnenblumenöl

2 TL Rotweinessig

2 EL Worcestershiresauce

Zubereitung:

In einer Pfanne etwas Öl auf mittlerer Stufe erhitzen. Reiben Sie die Steaks von beiden Seiten mit 3 EL des Sonnenblumenöls und Salz und Pfeffer ein. Geben Sie die Steaks in die Pfanne und braten diese bis zum gewünschten Garpunkt. Nun zur Sauce: Erhitzen Sie das restliche Öl in einer Pfanne und schwitzen die Zwiebelwürfel darin an. Geben Sie nun alle restlichen Zutaten dazu und lassen das Ganze ca. 5 Minuten lang leicht köcheln. Servieren Sie die Steaks nach Belieben zusammen mit der Sauce oder reichen die Sauce extra dazu.

Dieses Gericht enthält pro Portion:

358 Kalorien

23 Gramm Kohlehydrate

38 Gramm Eiweiß

14 Gramm Fett

1 Gramm Ballaststoffe

21 Gramm Zucker

2,13 Gramm Salz

Fajitas mit Garnelen und Avocado Sauce

Zutaten (für 2 Personen):

225 G große Garnelen – roh

1 gehäufter EL Saure Sahne

1 Avocado grob geschnitten

1 große rote Paprikaschote, entkernt und gewürfelt

1 kleiner Strauß Koriander, gehackt

6 Knoblauchzehen, zerdrückt/gepresst

1 rote Chilischote, entkernt und klein gehackt

2 Limetten – der Saft davon

1 Limette in Spalten geschnitten zum Garnieren

1 EL Olivenöl

4 VK-Tortillafladen zum Servieren

1 Paar große Salatblätter zum Servieren

Salz

Zubereitung:

Mischen Sie in einer Schüssel jeweils die Hälfte des Knoblauchs, des Limettensafts, der Chilischote, des Korianders und des Salzes. Die Garnelen dazugeben und vorsichtig verrühren. Verarbeiten Sie die Avocado, die Saure Sahne, den Rest des Salzes, des Knoblauchs, der

Chilischote und des Limettensafts in einem Mixer zu einer cremigen Sauce, in die Sie danach den restlichen Koriander streuen. Erhitzen Sie das Öl in einer Pfanne und braten die Paprikawürfel darin an. Geben Sie nun die Garnelen dazu und braten diese von jeder Seite 1 Minute lang. Richten Sie die gebratenen Garnelen in den mit den Salatblättern ausgelegten Tortillafladen an und servieren die Avocadocreme dazu.

Dieses Gericht enthält pro Portion:

320 Kalorien

8 Gramm Kohlehydrate

23 Gramm Eiweiß

22 Gramm Fett

5 Gramm Ballaststoffe

6 Gramm Zucker

0,6 Gramm Salz

Steak mit Kräutersauce

Zutaten (für 2 Personen):

2 Sirloin Steaks á 125 Gramm

1 kleiner Bund frische Petersilie, gehackt

1 Schalotte, gewürfelt

2 Knoblauchzehen

½ Zitrone, der Saft davon

2 EL Rotweinessig

½ TL geriebener Oregano

½ TL Chiliflocken

3 EL Olivenöl

Salz und Pfeffer

Als Beilage dazu: Pommes frites und Salat

Zubereitung:

Geben Sie den Oregano, den Knoblauch, die Chiliflocken, die Schalotte, die Petersilie, den Zitronensaft den Rotweinessig und die Hälfte des Olivenöls zusammen in einen Mixer und mixen das Ganze es zu einer cremigen Sauce. Reiben Sie die Steaks von beiden Seiten mit dem Rest des Öls und Salz und Pfeffer ein. Legen Sie die Steaks in eine aufgeheizte Pfanne und braten sie ca. 2

Minuten von jeder Seite. Die Steaks nach dem Braten kurz ruhen lassen und mit der Kräutersauce servieren.

Dieses Gericht enthält pro Portion:

303 Kalorien

1 Gramm Kohlehydrate

30 Gramm Eiweiß

20 Gramm Fett

1 Gramm Ballaststoffe

1 Gramm Zucker

0,3 Gramm Salz

Fruchtige Schweinesteaks

Zutaten (für 4 Personen):

4 Schweinesteaks von der Lende, ohne Knochen und vom Fettrand befreit

200 ml Hühnerbrühe

2 TL Chinagewürz

4 rote Äpfel, ohne Kernhaus und in Scheiben geschnitten

2 EL Gelee von der Roten Johannisbeere

1 EL Rotweinessig

1 rote Zwiebel, in Spalten geschnitten

4 EL Sonnenblumenöl

Zubereitung:

Würzen Sie die Steaks mit dem Chinagewürz. Erhitzen Sie 2 EL des Öls in einer Bratpfanne und braten die Steaks auf jeder Seite ca. 3 Minuten lang an bis sie leicht braun werden. Braten Sie daneben die Zwiebelspalten im restlichen Öl ca. 2 Minuten lang an. Geben Sie dann die Apfelspalten dazu und braten das Ganze weitere 3 Minuten lang. Nun geben Sie das Johannisbeer-Gelee, den Rotweinessig und die Geflügelbrühe dazu und bringen das ganze zum Kochen. Lassen Sie die Sauce ca. 8 Minuten lang ohne Deckel einkochen. Richten Sie die Lendensteaks zusammen mit der Sauce an.

Dieses Gericht enthält pro Portion:

304 Kalorien

25 Gramm Kohlehydrate

33 Gramm Eiweiß

9 Gramm Fett

38 Gramm Ballaststoffe

24 Gramm Zucker

0,79 Gramm Salz

Putenbrust-Gurken-Rolle

Rollen Sie eine Scheibe Putenbrust (Aufschnitt vom Metzger/aus dem Kühlregal) und sehr dünn geschnittene Gurkenscheiben zusammen auf.

Knoblauchshrimps

Zutaten (für 1 Person):

12 große Shrimps, geschält, roh

1 zerdrückte Knoblauchzehe

Frische Petersilie, gehackt

Zubereitung:

Mischen Sie die Shrimps mit dem Knoblauch und der Petersilie. Stecken Sie die die Shrimps auf Spießchen, besprühen diese mit etwas Öl und grillen die Spieße so lang bis die Shrimps eine rosa Farbe bekommen (dann sind sie gar).

Dieses Gericht enthält pro Portion:

80 Kalorien pro Person

Vegetarisches Pfannengerührtes

Zutaten (für 1 Person):

1 Zwiebel, in Ringe geschnitten

½ rote Paprikaschote, in nicht zu kleine Stücke geschnitten

½ gelbe Paprikaschote, in nicht zu kleine Stücke geschnitten

½ Tasse Brokkoli

¼ Tasse Weißkohl, in Streifen geschnitten

1 TL Gemüsebrühe

Sojasauce

Sesamkörner

Zubereitung:

Besprenkeln/besprühen Sie eine Pfanne mit einem Hauch Öl und erhitzen diesen. Rühre Sie nun die Zwiebeln, die Paprikaschote, den Brokkoli usw. unter und braten so lange bis alle Gemüse gar sind. Geben Sie dann einen Spritzer Sojasauce dazu und streuen die Sesamkörner darüber.

Dieses Gericht enthält pro Portion:

140 Kalorien

Gemüsesuppe

Diese Suppe macht zwar etwas Arbeit bis alles Gemüse geschnitten ist, ist aber gut haltbar/kann gut eingefroren werden, so dass Sie mehrere Tage lang eine schöne, heiße und dabei sehr kalorienarme Suppe haben.

Zutaten (12 Portionen):

6 Tassen Gemüsebrühe

2 Tassen Weißkohl, in Streifen geschnitten

2 Tassen Brokkoli, in Röschen geteilt

2 mittelgroße Karotte, in Stücke geschnitten

2 Tassen Blumenkohl, in Röschen geteilt

1 Stange Stangensellerie, geschnitten

2 Tassen Mangold, geschnitten

1 mittelgroße Zwiebel, gehackt

2 kleine Zucchini, in Stücke geschnitten

1 mittelgroße rote Paprikaschote, in Stücke geschnitten

2 TL frischer Thymian, gehackt

2 Knoblauchzehen

2 TL frische Petersilie, gehackt

evtl. ein Spritzer Zitronensaft

¼ TL schwarzer Pfeffer

½ TL Salz

Zubereitung:

Geben Sie den Knoblauch, das Gemüse, den Thymian und die Brühe in einen großen Suppentopf; decken Sie diesen zu und bringen ihn schnell – auf großer Flamme – zum Kochen. Schalten Sie den Herd dann zurück und lassen die Suppe teilweise zugedeckt ca. 10 Minuten lang leicht köcheln. Geben Sie dann die Petersilie dazu und schmecken die Suppe mit Salz, Pfeffer und – wenn gewünscht - Zitronensaft ab. Lassen Sie die Suppe nun noch einmal 30 Minuten lang köcheln – und fertig sind 12 wärmende, kalorienarme Zwischenmahlzeiten.

Dieses Gericht enthält pro Portion:

32 Kalorien

Hühnersuppe mit Gemüse

Zutaten (für 12 Portionen):

1 TL Pfeffer

1 TL Meersalz

1 EL Olivenöl

3 Tassen gegarte Hühnerbrust, in Scheiben oder Würfel geschnitten

8 Tassen Hühnerbrust

1 Tasse Karotten, in Scheiben geschnitten

1 ½ Tassen Sellerie, in Würfel geschnitten,

1 Tasse Zwiebeln, gewürfelt

2 EL italienische Kräutermischung (TK)

Zubereitung:

Würzen Sie die Hühnerbrust/die Hühnerbrüste mit Salz und Pfeffer, legen sie in eine gefettete Bratform und braten sie so lange bis sie außen leicht gebräunt und innen durch ist/sind. Schneiden Sie die Hühnerbrust dann in Würfel/Stücke und stellen sie beiseite. Geben Sie das Olivenöl in einen Suppentopf und erhitzen es; geben Sie nun die Zwiebeln in den Topf und salzen und pfeffern sie. Lassen Sie das ganze 3 Minuten lang kochen. Geben Sie dann die Karotten und den Sellerie dazu und braten das Gemüse kurz an, bis es anfängt etwas weicher zu werden. Geben Sie nun das vorgegarte Hühnerfleisch und die Hühnerbrühe dazu und bringen die Suppe zum Kochen. Schalten Sie den Herd nun zurück und lassen die Suppe ca. 1 Stunde auf kleiner Flamme weiterköcheln. Geben Sie kurz vor dem Servieren die italienischen TK-Kräuter dazu.

Dieses Gericht enthält pro Portion:

83 Kalorien

Feedback

Danke, dass Sie das Buch *„Die 5:2 Diät"* gekauft haben.

Ich bin stets darum bemüht die Qualität meiner Bücher zu verbessern, damit der Leser ein bestmögliches Produkt erhält. Sind Ihnen Punkte aufgefallen, die verbessert werden könnten? Dann geben Sie mir bitte ein konstruktives Feedback und senden es an:

philipp.jung.kdp@gmail.com

Hat Ihnen das Buch gefallen? Dann freue ich mich über eine kurze positive Rezension auf Amazon. Damit ermöglichen Sie mir in Zukunft noch mehr Menschen zu erreichen und deren Leben zu verbessern.

Vielen Dank für das Lesen und viel Erfolg auf Ihrem Weg!

Philipp Jung

9148821R00047

Printed in Germany
by Amazon Distribution
GmbH, Leipzig